きちんと知ろう！アレルギー

② 食物アレルギーとアナフィラキシー

海老澤 元宏 監修
国立病院機構相模原病院 臨床研究センター
アレルギー性疾患研究部 部長

坂上 博 著
読売新聞東京本社 調査研究本部 主任研究員

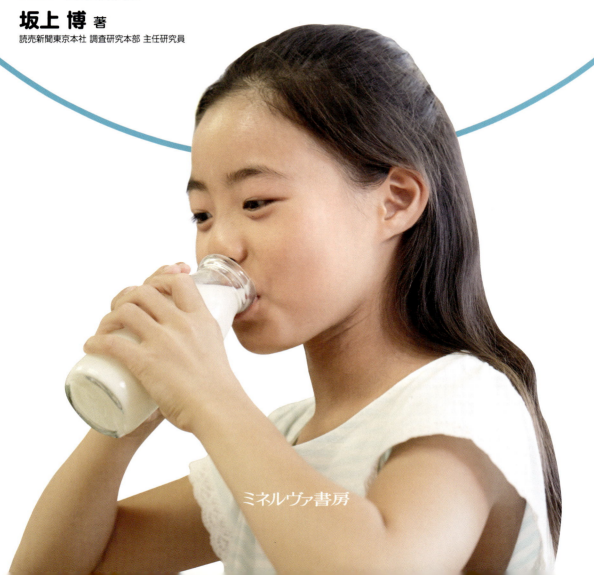

ミネルヴァ書房

はじめに

　最近、アレルギーという言葉をよく聞きます。「わたしはアレルギーだから牛乳は飲めない」というお友だちはいませんか。以前、食物アレルギーのことが、あまりみんなに知られていないころ、上のようなことは、牛乳ぎらいの人のいいわけと思われていたことがありました。

　「アレルギー」とは、ある特定の物質などが原因で起こる体の反応のこと。むずかしい言葉でいうと「抗原抗体反応」とよびます。食物アレルギーの原因は、牛乳や卵やそば、えびやかになどいろいろあります。アレルギーを引き起こすものは、食べ物のほかにも、花粉、ダニ、カビ、ペットの毛、虫、薬などさまざまです。体の反応としては、おなかが痛くなったり、せきがとまらなくなったり、皮膚がかゆくなったりいろいろあります。その程度もまちまちで、すぐに治る場合もあれば、命にかかわることだってあるのです。また、アレルギーについて「知らない」ことが、いじめや差別をうみだすことさえあります。

　このシリーズは、アレルギーについて基礎から見ていくためにつくりました。アレルギーをもつ人のつらさを理解することが大切なのはいうまでもありませんが、今は大丈夫でも、突然、発病することがあることを知って、自分自身のこととしてアレルギーの基礎情報やその症状・対策などを理解してほしい！　と思います。

　じつは、アレルギーをもつ人はどんどん増えています。現在、日本の国民の3人に1人以上が、なんらかのアレルギーをかかえているとの報告もあります。「今年、花粉症デビューした」などということを聞いたことがありませんか。花粉症もアレルギーの一種です。花粉だけでなく、身近な食べ物で、突然アレルギーになる人も増えています。なぜでしょうか。そうしたことについても、このシリーズで見ていきたいと思います。
　シリーズは、次の3巻で構成してあります。監修は、アレルギー研究の第一人者である海老澤元宏先生。筆者は、アレルギーに関する記事を多く書いてきた読売新聞社の坂上博記者です。

❶ **アレルギーってなに？**
❷ **食物アレルギーとアナフィラキシー**
❸ **ぜんそく・アトピー・花粉症**

　さあ、このシリーズをよく読んで、アレルギーについての正しい知識を身につけていきましょう。

　　　　　　　　　　　　　　　　　　　　　　　　　　　　　　こどもくらぶ

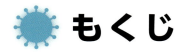# もくじ

はじめに ……………………… 2

パート1　食物アレルギーのきそ知識

1. 食物アレルギーって？ ……………… 4
2. 4つのタイプ、特徴と原因は？ ……… 6
3. 食品でのアレルギー表示 …………… 8

パート2　食物アレルギーとむきあう

1. 検査と対処法 ………………………… 10
2. 基本は「最小限の除去」 …………… 12
3. 食物アレルギーは治る？ …………… 14

食物アレルギー治療の最前線 ……… 16

パート3　アナフィラキシーって？

1. アナフィラキシーとは ……………… 18
2. アナフィラキシーへのそなえ ……… 20

パート4　学校では？

1. 楽しいはずの給食で…… …………… 22
2. 給食でおこなわれる工夫 …………… 24
3. 給食以外でも注意が必要 …………… 26

これまでの悲しい事故 ……………… 27

4. なやむ学校現場と、あらたな動き … 28

さくいん ……………………… 30

パート1　食物アレルギーのきそ知識

1 食物アレルギーって？

食物アレルギーは、卵や牛乳、小麦など、ある決まった食物を食べると起きるアレルギーのことをいいます。「決まった食物」は、人それぞれちがいます。

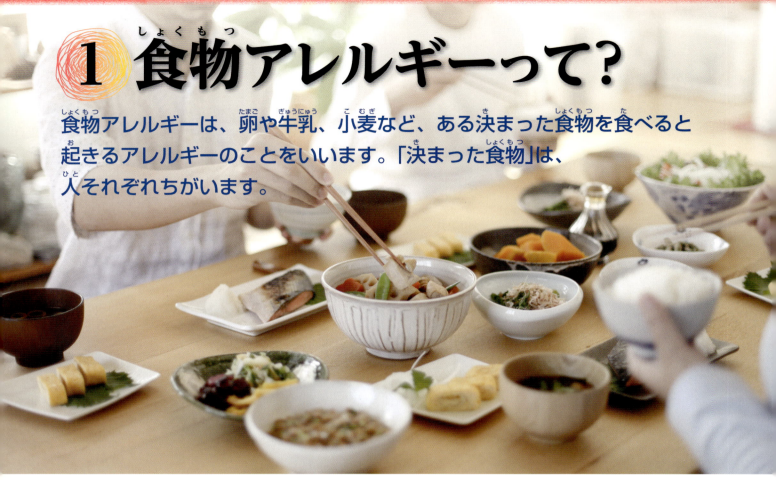

「食べる」「吸う」「触る」で発症

わたしたちの体には、危険なものが入ってくるととりのぞこうとする「免疫」というしくみがあります。ところが、危険のない食物に対して、免疫がはたらきすぎてしまうことが食物アレルギーの原因となります。

じつは、食物アレルギーは、「食べる」ことだけで起きるのではありません。粉状になった食物（たとえば、そば粉⇒p26）を「吸う」、食べ物に「触る」だけでも、アレルギーが起きることがあります。

皮膚、呼吸器、消化器の症状

症状は、ひと言でいえないほど多様です。多いのが、かゆみ、むくみ、赤み、じんましんなどの「皮膚症状」です。

続いて、ゼイゼイする（喘鳴）、呼吸がしにくい、せきが出るなどの「呼吸器症状」、口のなかやのどの違和感やはれ、イガイガ感、声のかれ、くしゃみや鼻づまりなどの「粘膜症状」、腹痛、吐き気、嘔吐、下痢、血液がついた便（血便）などの「消化器症状」があります。

皮膚症状だけが出る人もいますが、呼吸器

用語解説

免疫：細菌やウイルスなどの侵入をふせぎ、病気にならないようにするしくみのこと。花粉やダニなど、それほど危険ではない物質が侵入してもはたらいてしまい、アレルギー反応が起きる。

じんましん：蚊に刺されたときのような皮膚の盛り上がりのまわりに発赤をともなう症状。

パート① 食物アレルギーのきそ知識

や粘膜などにもいっぺんに症状が出る人もいます。食事をした直後から30分以内に症状があらわれることが多いです。

6歳以下の15％が過去に経験

6歳以下の子どもの14.8％が食物アレルギーと思われる症状を起こした経験があることが、厚生労働省の2015年度調査＊でわかりました。7人に1人が食物アレルギーの経験者ということになります。患者の多くは0〜1歳の赤ちゃんとされます。その後、成長するにしたがい、患者の割合が減っていきました。

年齢を重ねると、なぜ、患者の割合が減るのかについては、くわしくはわかっていません。消化や吸収する能力が大人なみになることや、アレルギーを起こす免疫のはたらきが低下することなどが理由と考えられています。

＊厚生労働省 平成27年度乳幼児栄養調査

小・中・高校生の患者数は9年前の1.4倍

小学生以上の学童・生徒で、患者がどれくらいいるか、についても明らかになってきました。

文部科学省が2013年、全国の小学校・中学校・高校など計約3万校、約1015万人を対象にして調べたところ、全体の4.5％にあたる45万3962人が食物アレルギーだとわかりました。2004年の前回調査の32万9423人（2.6％）にくらべ、人数で1.4倍、比率で1.7倍に増えていました。

ちなみに、学校種類別に見ると、小学校で食物アレルギーをもっている人の割合は全体の4.5％、中学校・中等教育学校（中高一貫校）は4.8％、高校は4.0％でした。

1クラス40人とすると、同じクラスに2人ほど食物アレルギーの友だちがいることになります。

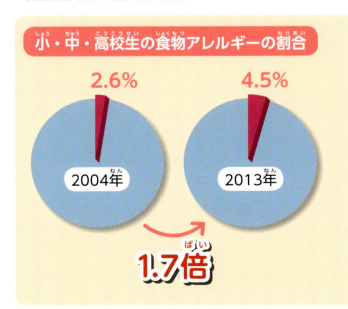

小・中・高校生の食物アレルギーの割合
2004年 2.6％　2013年 4.5％
1.7倍

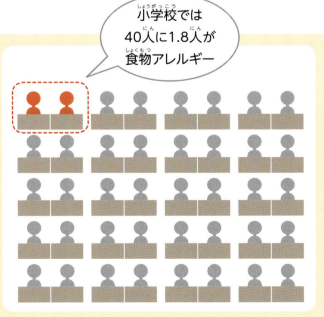

小学校では40人に1.8人が食物アレルギー

粘膜：鼻の内側や、胃や腸などの内臓の内側をおおっている膜のこと。つねに粘液によって湿っている。

2 4つのタイプ、特徴と原因は?

食物アレルギーは、4つのタイプにわかれます。
ひとつ目は「新生児・乳児消化管アレルギー」、ふたつ目は「食物アレルギーの関与する乳児アトピー性皮膚炎」、3つ目は「即時型」、4つ目は「特殊型」です。

アトピー性皮膚炎といっしょに発症も

ひとつ目の「新生児・乳児消化管アレルギー」は、母乳ではなく、粉ミルクで育てられている新生児に、生後1週間以内を中心に起こります。原因は、粉ミルクの原料である「牛乳」です。血便や下痢、嘔吐など消化器症状が多くあらわれます。

ふたつ目は、「食物アレルギーの関与する乳児アトピー性皮膚炎」です。これは、食物アレルギーとアトピー性皮膚炎の両方をもっている乳児（0～1歳）のことです。顔や頭などにかゆみのある湿疹が先にあらわれ、鶏卵、牛乳、小麦、大豆などに対するIgE抗体が、離乳食をはじめる前に認められます。

はじめて食べる食物でもアレルギー反応が起こることがあるしくみは、まだよくわかっていません。ただ、落花生（ピーナッツ）などでは、日常生活で湿疹のある皮膚を通して原因物質が体のなかに入ってきてIgE抗体がつくられることがわかっています。

本人が直接、食物をとるようになると、次の「即時型」に移行していきます。

食後2時間以内に症状が出る「即時型」

3つ目は「即時型」です。食物アレルギーのもっとも典型的なタイプで、一般的に、食物アレルギーというと、「即時型」のことをさすことが多いです。

乳児期から成人期まではばひろく患者がい

食物アレルギー4つのタイプ

タイプ1
新生児・乳児消化管アレルギー

タイプ2
食物アレルギーの関与する乳児アトピー性皮膚炎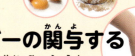

タイプ4 特殊型
● 食物依存性運動誘発アナフィラキシー
● 口腔アレルギー症候群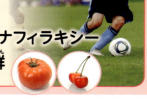

🔆 **用語解説**

粉ミルク：粉末状のミルクのこと。牛乳の水分をほとんどのぞいて濃縮して粉末状に乾燥させたもの。母乳が出にくい母親が授乳期の子どもに、母乳のかわりにあたえることがある。

湿疹：皮膚炎のこと。赤くてかゆいボツボツができ、ときに水疱ができる。ひっかいて、皮がむけたり、出血してかさぶたができたりする。

ます。特定の食物を食べると、皮膚の赤み、せき、喘鳴（ゼイゼイすること）などの症状が起こります。タイプの名前の通り、食べてから２時間以内に、多くは食べた直後から30分以内に症状があらわれます。

原因食物は、乳児～幼児では鶏卵、牛乳、小麦、落花生など。学童～成人は、えびやかになどの甲殻類、魚類、小麦、果物類などです。

食後に運動すると発症する型

４つ目のタイプ「特殊型」は、さらにふたつにわかれます。

そのひとつ「食物依存性運動誘発アナフィラキシー」は、原因となる食物を食べたあと、運動することで起こるアレルギーです。全身のじんましん、むくみ、喘鳴、呼吸困難などがあらわれます。重症化し、ショック症状が引き起こされて倒れてしまうこともあります。

小・中・高校生は、昼休み後、５時間目の体育の時間に発症することが多いです。対策としては、運動したいなら、原因となる食物を食べない。食べたら、２時間（できれば４時間）以内は運動しないようにすることです。原因としては、小麦、甲殻類が多いです。

花粉症患者が発症する型

もうひとつの「口腔アレルギー症候群」は最近、増えているといわれます。生の果物や野菜を食べてから５分以内に、くちびるや舌、口のなかがかゆみ、むくみ、急激な痛みなどにおそわれます。花粉と似たアレルゲンをもっている果物や野菜があるため、花粉症患者が、似た成分の果物などを食べてしまうと発症してしまいます。

具体的には、シラカバの花粉症ならば、それとよく似たアレルゲンをもつリンゴやサクランボ、セロリ、ニンジン、キウイ、マンゴーなどを食べると口腔アレルギー症候群が出ることがあります。

ブタクサの花粉症では、メロンやスイカなどがアレルギーの原因となります。

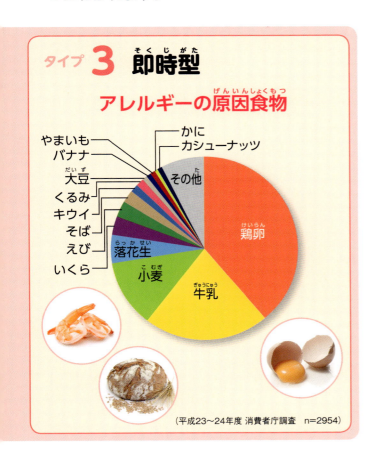

タイプ３ 即時型
アレルギーの原因食物
やまいも／バナナ／大豆／くるみ／キウイ／そば／えび／いくら／かに／カシューナッツ／その他／鶏卵／牛乳／小麦／落花生
（平成23～24年度 消費者庁調査 n=2954）

IgE抗体：アレルゲンが体に入ってくると、免疫細胞から放出される物質。免疫学者の石坂公成さんと妻の照子さんが発見した。

甲殻類：硬い甲殻と関節をもつ節足動物の一種で、えびやかに、ヤドカリなどがふくまれる。体は、頭、胸、腹の三部、または、頭胸部と腹部との二部にわかれる。ほとんどが水中で生活する。

③ 食品でのアレルギー表示

アレルゲンとなる卵は、加工されていない生のままなら、だれでも「卵」とわかります。でも、ハンバーグのような加工食品では、材料として「卵」がつかわれているか、見ただけではわかりません。

卵、乳、小麦……加工食品は表示義務

　国は、患者数が多かったり、発症すると重い症状を引き起こしたりするアレルゲン７品目（卵、乳、小麦、えび、かに、落花生、そば）を「特定原材料」と名づけました。もし、加工食品に、この原材料をつかったならば、「つかいました」と表示しなくてはなりません。特定原材料がふくまれている量がごくわずかな場合でも、表示する必要があります。ただし、表示義務があるのは、容器包装された加工食品と添加物だけです。特定原材料にくらべて患者数や重症になる割合が少ない20品目（下の図）については、表示がすすめられています。しかし、表示義務がないため、原材料欄から省略されている可能性があります。

マヨネーズにも「卵ふくむ」の表示を

　加工食品に特定原材料がふくまれていることが一般的によく知られている場合は、これまで、表記しなくてもよいことになっていました。たとえば、マヨネーズにおける「卵」、ヨーグルトにおける「乳」、パンやうどんにおける「小麦」などは、当然ふくまれているとわかるとして、明記しなくてよかったのです。しかし、まちがえてしまう人もいますので、2015年４月からは、明記することになりました。ただし、加工食品と添加物では５年間、古いルールのままでもよいことになっています。

　加工食品そのものにアレルゲンとなる食物が入っていなくても、同じ工場でアレルゲン

特定原材料 ７品目

卵　乳　小麦　えび　かに　落花生　そば

表示がすすめられている20品目
●あわび　●いか　●いくら　●さけ　●さば　●牛肉　●鶏肉　●豚肉　●大豆　●ごま　●まつたけ　●やまいも　●オレンジ　●キウイフルーツ　●もも　●りんご　●くるみ　●ゼラチン　●バナナ　●カシューナッツ

用語解説

加工食品：肉や魚、野菜などの原材料が、化学薬品などをつかって処理された食品のこと。具体的には、肉加工品のソーセージ、乳加工品のバターやチーズ、冷凍食品、レトルト食品など。

容器包装：小分けしてもちはこびやすくしたり、細菌などがつかないようにしたりするため、物を包むこと。食品では、プラスチック製の容器などがつかわれる。

食品表示の例

本製品に含まれるアレルギー物質は枠内を塗りつぶして表示しています。

卵	乳成分	小麦	えび	かに	そば	落花生
あわび	いか	いくら	オレンジ	キウイ	牛肉	くるみ
さけ	さば	**大豆**	鶏肉	バナナ	豚肉	まつたけ
もも	やまいも	りんご	ゼラチン	―	―	―

をつかった別の加工食品をつくっていた場合、意図せず、アレルゲンが混入してしまう危険性があります。同じ工場でアレルゲンをつかっているときは、その事実を明記することがすすめられています。具体的には、「本製品は小麦をふくむ製品と同一の工場で製造しています」のように表記します。

このようなルールのおかげで、食物アレルギーの患者は、安心してコンビニやスーパーで買いものができるようになりました。

外食、店頭販売は表示の義務なし

食材の買いものでは役に立つ表示ですが、この表示義務は、レストランなどの外食、弁当や総菜などの対面での店頭販売は対象ではありません。レストランなどでは、同じ料理でも原材料の内容や量にばらつきがあるほか、別の料理でつかわれている原材料の混入の危険性を100％とりのぞくことがむずかしいことなどが理由です。

しかし、レストランなどでも独自にアレルゲンを表示するとりくみをしているところがあります。ハンバーガー店の経営などをおこなっている「日本マクドナルド」は、特定原材料7品目と、表示がすすめられている20品目の計27品目がふくまれているかどうかについて、商品ごとに同社のサイトで紹介しています。ハンバーガーなどを包む紙には、この表示の内容を読むことができるQRコードがついています。

また、特定原材料7品目をつかっていないお子様ランチを提供しているレストランもあります。

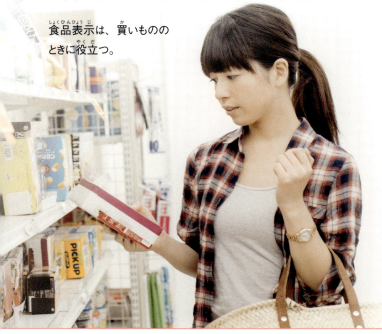

食品表示は、買いもののときに役立つ。

マクドナルドのハンバーガーの包み紙についた、アレルゲンのチェックができる「QRコード」。

添加物：食品を着色したり、香りづけしたりすることなどを目的に、食物に添加される物質のこと。食品は、加工食品、加工されていない生鮮食品、添加物にわかれる。

QRコード：しまもようで横方向にしか情報をもたないバーコードにくらべて、縦横の四角形で多くの情報をもつコード（記号）。スマホなどの専用アプリで情報を読みとることができる。

パート2　食物アレルギーとむきあう

1 検査と対処法

「食物アレルギーの疑いがある」とされ、血液検査や皮膚テストで「陽性」といわれた食物でも、じつは、食べても問題ないことがあります。正確な診断には、疑いがある食物を実際に食べて調べる「食物経口負荷試験」が必要です。

専門医のもとで正確な診断を

　お医者さんはみな、食物アレルギーにくわしいわけではありません。食物アレルギーの診断は、小児科を中心としたアレルギーの専門の先生が、しっかり診る必要があります。

　ある食物を食べたあと、じんましんが出るなど、食物アレルギーの疑いがあると思われたならば、まず、医師によってくわしい問診がおこなわれます。

　疑われる食物、食べてから発症までの時間経過、年齢、家族にアレルギーの人がいるか、などを尋ねます。食物アレルギーの疑いがある場合には、なにを食べたときに症状が出たか、などを記す「食物日記」をつけておくと、診断の役に立ちます。

　それをふまえて、血液検査や皮膚テストがおこなわれます。

　血液検査には、アレルギー体質があるかなどを調べる「IgE抗体試験」などがあります。ただし、アレルゲンの大体の見当をつけるのが目的で、正確な診断がつけられるわけではありません。その食物がアレルゲンであることを示す「陽性」という結果が出ても、かならずしも、その食物が食べられないわけではありません。

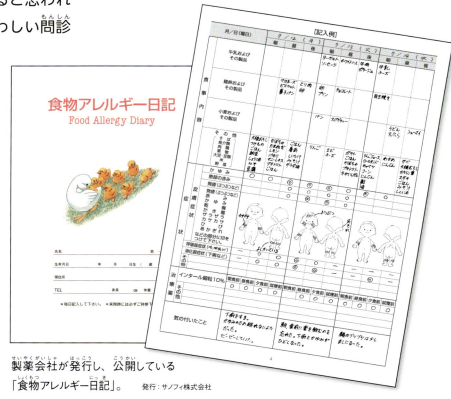

製薬会社が発行し、公開している「食物アレルギー日記」。　発行：サノフィ株式会社

用語解説

IgE抗体試験：採取した患者の血液にアレルゲンと見られる物質を加えてみて、アレルゲンに対する「IgE抗体」がどのくらいあるか調べる試験。

抗ヒスタミン薬：アレルギー反応が起きたときに放出される炎症関連物質・ヒスタミンのはたらきをおさえる薬。

「食物経口負荷試験」は不可欠

　食物アレルギーの診断に不可欠な「食物経口負荷試験」とは、卵や牛乳など、原因と疑われる食物を実際に食べてもらい、アレルギー反応が出るか、調べる検査です。検査中に、重いショック症状があらわれる危険性もありますので、緊急事態に対応できる専門の医療機関で受けます。危険性が高い人は入院で、低い人は外来で検査を受けることが多いです。

　陰性との結果が出たなら、その食物を食べてもかまいません。ただし、医師にそういわれても、食べているときに違和感があったら、医師に相談することが大切です。

　もし、陽性と出た場合は、その食物をとりのぞいた食事を食べることになります。実際に心がけることなどについては、12〜13ページで説明します。

　残念ながら、食物アレルギーそのものを治す薬は、今のところありません。年齢を重ねるごとに、治っていくことも多いので、必要最小限にアレルゲンをのぞいた食事をとるように心がけます。

ワンポイント解説
症状があらわれたときの対応

　もし、誤って原因となる食物を食べてしまい、症状があらわれたら、どう対応したらよいのか。

　比較的軽い場合は、おもに皮膚症状をおさえる「抗ヒスタミン薬」を飲み、それでも治まらない場合は、強力に全身症状をおさえる「ステロイド薬」を飲む。ゼイゼイなどと呼吸器症状があるときは、気管支を広げる薬を飲んだり、吸入したりする。

　最初から、重い症状である「アナフィラキシー」があらわれたりした場合は、患者の太ももに、本人や学校の先生たちが、注射を打つ。重症の場合の対応は、20〜21ページで説明する。

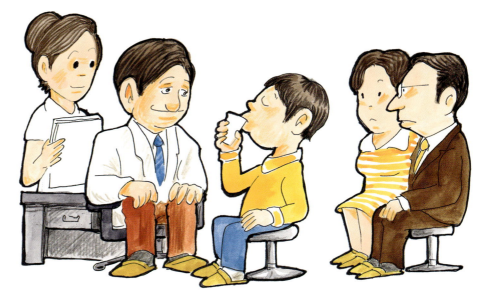

ステロイド薬：腎臓の上の方にある副腎という臓器でつくられるステロイドというホルモンは、炎症をおさえたり、免疫をおさえたりする作用があるが、このホルモンを成分とする薬のこと。

2 基本は「最小限の除去」

食物アレルギーは、原因となる食物を食べなければ、発症しません。だからといって、食べないものをむやみに増やしても意味がありません。最小限にとりのぞく（除去する）ことが大切です。

「念のため」と除去するのはダメ

アレルギーをもつ子どもの親は、子どもの体調の変化にとても敏感です。食物アレルギーと診断された子どもが心配になり、「念のため」と、除去する食物を増やしがちです。

たとえば、小麦アレルギーがあるとわかると、「この子はアレルギー体質なんだわ。牛乳や卵もとらせない方がいいはず」と、勝手に決めてしまうこともあるそうです。

厚生労働省の2015年度調査＊で、医師の指示を受けないで、食べ物の除去・制限をしていた親が約4割いたそうです。子どものことを思う気持ちからとはいえ、本来は食べられるかもしれない食べ物が、食べることができないのは大きな問題です。

11ページで、食べてはいけないものを知るためには、「食物経口負荷試験」をおこなわないといけないと説明しました。食物アレルギーへの対処の基本は、「食物経口負荷試験にもとづく必要最小限の除去」です。

＊厚生労働省 平成27年度乳幼児栄養調査

食生活について管理栄養士らに相談を

鶏卵や牛乳など、食物アレルギーの原因となる食物には、成長に必要な栄養分がたくさんふくまれています。これらが食べられない場合は食生活をどのように進めたらよいのか、ということは、医療機関にいる医師、管理栄養士に相談できます。

たとえば、カルシウムを多くふくむ牛乳が飲めないと、カルシウム不足になってしまいますので、魚や海藻など、ほかの食物でおぎなう必要があります。牛乳のかわりに豆乳を飲むという方法もあります。

食物によっては、加熱や発酵などをすればアレルギーを起こしにくくなることがあります（⇒右ページ）。

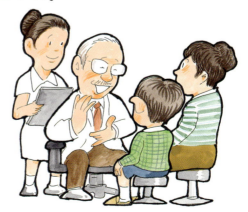

用語解説

管理栄養士：患者に食事や栄養について指導したり、提供する食事の献立作成や栄養管理などをおこなったりする職業。管理栄養士になるには、栄養士の免許を得たのち、管理栄養士国家試験に合格する必要がある。

豆乳：大豆を水に浸してやわらかくしてから、すりつぶし、それに水を加え、煮てこした液体のこと。見た目が似ていることもあり、牛乳の代用品としてつかわれている。

母親が食事制限しても意味はない

食物アレルギーで気をつけないといけないのは、思いこみや誤解です。

「子どもがアレルギーにならないように」と、妊婦さん、子どもに授乳しているお母さんが食事制限するケースがありますが、意味はありません。

お母さんが栄養バランスのとれた食事を食べることによって、元気な子どもがうまれ、育ちます。思いこみや誤解で本当は必要のない制限をしなくてすむように、正しい知識を得ることが大切です。

ワンポイント解説

鶏卵や牛乳のアレルギーには？

子どもの食物アレルギーのおもなアレルゲンは、鶏卵と牛乳だ。「鶏卵」は、加熱するとアレルギーを起こす力が弱まるため、生卵や半熟では症状が出ても、しっかり加熱したゆで卵やスクランブルエッグなどは食べられることもある。卵白はアレルギーを起こす力が強いため、卵黄だけなら食べられるケースもある。自己判断は危険なため、管理栄養士らに相談する必要がある。マヨネーズやアイスクリームなどの加工品は、加熱が十分でない卵が入っていることが多いので、アレルギーを起こすこともある。

一方、牛乳は、加熱や発酵させても、アレルギーを起こす力はあまり弱まらない。牛乳を飲めないと、カルシウム不足になりがちだ。このような場合は、豆腐やひじきなどを食べることによって、カルシウムをおぎなうことができる。チーズやバター、ヨーグルト、ケーキ、ある種類の薬などは、牛乳がふくまれていることが多い。家にあるものの原材料表示を見てみよう。

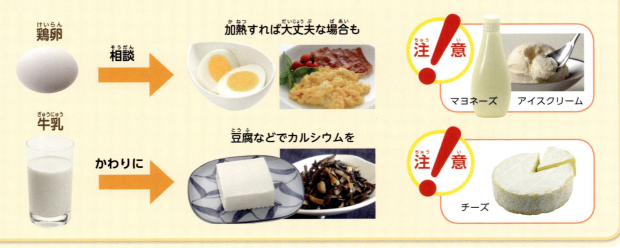

発酵：微生物の作用を利用して食品をつくること。発酵を利用した食品としては、蒸した大豆を納豆菌で発酵させた納豆、牛乳を乳酸菌で発酵させたヨーグルト、ココナッツの果汁を酢酸菌で発酵させたナタデココ（フィリピンでうまれた食品）などがある。

3 食物アレルギーは治る？

食物アレルギーと診断されても、成長するにつれて治ることが多くあります。ある調査では、0歳で診断された子どもは、小学校に上がるまでに約9割は治ったといいます。

小学校就学までに9割が治る

　食物アレルギーは、年齢とともに治ることが多く、0歳児で患者の割合がもっとも高く、その後、じょじょに減っていきます（⇒p5）。

　食物アレルギーと診断された0歳児は、3歳までに約5割が、小学校就学までに約9割が、原因となった食物を食べられるようになるといいます。

　理由はくわしくはわかっていません。ただ、成長するにしたがって、腸の消化吸収能力や免疫機能が成熟し、過剰なアレルギー反応が起こりにくくなるのだろう、と思われます。

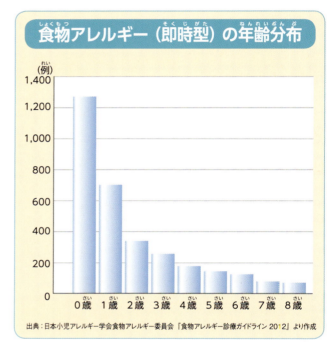

食物アレルギー（即時型）の年齢分布

出典：日本小児アレルギー学会食物アレルギー委員会「食物アレルギー診療ガイドライン2012」より作成

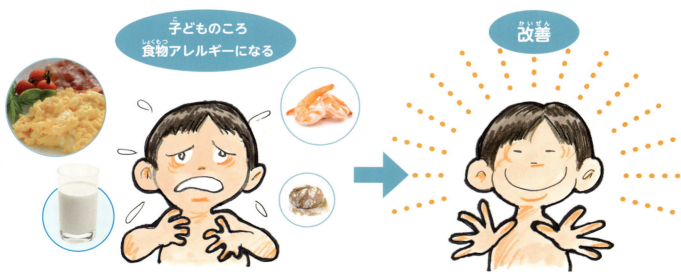

子どものころ食物アレルギーになる → 改善

用語解説

坂口志文：日本の免疫学者（1951年～）。過剰な免疫反応をおさえる制御性T細胞を発見し、アレルギーや免疫疾患のしくみを解明した。

石坂公成：日本の免疫学者（1925年～）。アレルギーと関わりが深い物質「IgE抗体」を妻の照子さんとともに発見した。自らの体をつかって実験をくりかえし、成果を得たことから、「現代版キュリー夫妻」ともよばれる。

パート❷ 食物アレルギーとむきあう

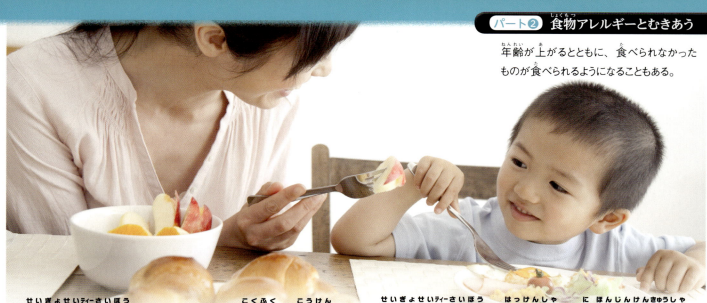

年齢が上がるとともに、食べられなかったものが食べられるようになることもある。

制御性T細胞がアレルギー克服に貢献

　食物アレルギーが治っていくときに、「制御性T細胞」というものが活躍しているといわれています。アレルギーの発病には、「2型ヘルパーT細胞（⇒p16）」がはたらいていると、第1巻で説明しました。興奮した2型ヘルパーT細胞をおさえこむ（制御する）のが、制御性T細胞の役割です。年齢を重ねるにつれて、制御性T細胞がしっかり成長して活躍するようになり、アレルギーが起きにくくなるのではないか、と見られています。

制御性T細胞の発見者は日本人研究者

　この制御性T細胞を発見したのは、大阪大学免疫学フロンティア研究センター特任教授の坂口志文さんです。アレルギーだけでなく、免疫の過剰反応で起きる関節リウマチなどの自己免疫疾患、移植をした臓器で起きる免疫拒絶反応など、さまざまな分野で貢献できる、大きな発見でした。日本人でもっともノーベル賞に近いとされる一人です。

　IgE抗体を発見した石坂公成さん夫妻、アドレナリン（⇒p20）の抽出に成功した高峰譲吉さんと上中啓三さん、そして坂口さん。世界をリードする日本の研究は、同じ日本人にとっても誇らしいですね。

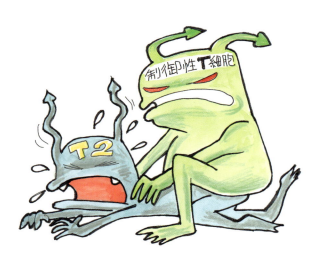

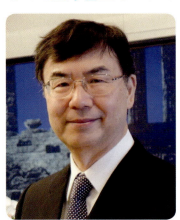

制御性T細胞の発見者、坂口志文さん。

写真：大阪大学免疫学フロンティア研究センター提供

高峰譲吉：日本の科学者、実業家（1854〜1922年）。激しいアレルギー症状「アナフィラキシーショック」から救命する物質「アドレナリン」の抽出に成功。それを商品化した。

上中啓三：日本の科学者（1876〜1960年）。高峰譲吉さんの助手として、アドレナリンの抽出に成功した。

食物アレルギー治療の最前線

食物アレルギーは、これまで、治す薬がないので、原因となる食物を避けるしかありませんでした。しかし、食物アレルギー治療の最前線では、そもそものアレルギー体質を改善させる治療がおこなわれています。

「経口免疫療法」で体質改善

これまでの食物アレルギーへの対応では、「必要最小限に原因となる食物を避けるようにする」というのが鉄則でした。しかしこの方法では、食物アレルギーをもつ子が友だちといっしょにおやつを食べるときには、自分だけアレルゲンが入っていない別のおやつを食べなければいけません。

アレルゲンをちょっとずつ毎日食べることで、食物アレルギーを改善させる「経口免疫療法」が最近、注目されています。「経口」とは、「口を通して」という意味です。食べてはいけないものを、食べることで治療する。まさに、逆転の発想です。

治療のしくみは?

なぜ、食べることで治療できるのか。そのくわしいしくみは、まだ、わかっていませんが、次のように考えられています。

- **IgE抗体が低下**：アレルギーは、炎症に関係が深い「IgE抗体」とアレルゲンがくっつくことで症状があらわれます（⇒第1巻）。少量のアレルゲンを食べつづけると、免疫のはたらきをおさえる「制御性T細胞」の活動が活発になり、IgE抗体とアレルゲンがくっつくのを邪魔する物質をつくり、最終的にはIgE抗体も低下させる、といわれています。

- **2型ヘルパーT細胞をおさえる**：アレルギーの発病には、「2型ヘルパーT細胞」がはたらいています。制御性T細胞は、そもそも、2型ヘルパーT細胞の活動をおさえこむので、症状があらわれなくなるともいいます（⇒p15）。

「適度にアレルゲンをとりこむことで、免疫機能を正常化させる」という考え方にもとづく実践が、「経口免疫療法」なのです。

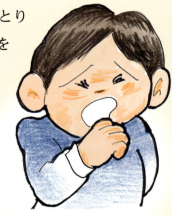

用語解説
2型ヘルパーT細胞：アレルゲンが体に入ってくると、IgE抗体をつくれと指示を出す細胞。「免疫の司令官」の役割を担う細胞。

毎日、アレルゲンを食べて治療

　具体的に、どのように治療するのでしょうか。
　まず、アレルギー症状が出る最低限の量を調べる検査を受けます。医師の定めた目標量をめざし、症状の出ない量から段階的に量を増やしながら、毎日、あるいは定期的に、アレルゲンを食べていきます。目標量に達したならば、一定の期間、そのまま食べつづけます。そのあいだ、問題がなかったら、今後も症状なく食べられるか、確かめる検査をおこないます。
　その検査とは、一定の期間、アレルゲンを完全にとりのぞいた食事をしたあとに、アレルゲンを食べ、症状が出るか出ないか確認するものです。確認試験で症状がなければ、一定期間、自宅で自由に食べます。日常生活で症状が出ないことが確認されたら、学校や外食でも食べてよし、となります。
　ただし、経口免疫療法は、研究段階の治療法であり、一般診療として推奨されるものではありません。この治療に関心のある人は、食物アレルギーにくわしい専門医に相談することが大切です。

> **ワンポイント解説**
>
> ### ほかにもある免疫療法
>
> 　アレルゲンを少量とりつづけることでアレルギー体質の改善をめざす「アレルゲン免疫療法」は、食物アレルギー以外でもおこなわれている。スギ花粉エキスを主成分とした舌下液（舌の下にたらしてから飲みこむ液状の薬）がスギ花粉症患者を対象に、ダニエキスを主成分とした舌下錠（錠剤）がダニアレルギーによる鼻炎患者を対象に、それぞれ、国の承認を得てつかわれている。いずれの薬も毎日投与を受け、効果が出るまでに1、2年はかかる。投与を受けても効果がない患者もいる。

経口免疫療法のイメージ

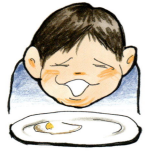

少しずつ食べる
量を増やす

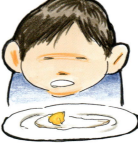

確認試験を経て、
食べられるように

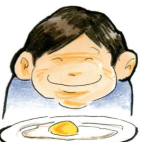

パート3　アナフィラキシーって？

1 アナフィラキシーとは

短時間で全身に激しく起きるアレルギーを、アナフィラキシーとよびます。食物アレルギー以外にも、薬やハチに刺されることなどが原因になりますが、学校では、給食を食べたあとのアナフィラキシーにとくに注意がもとめられます。

給食の時間に女児が亡くなった悲劇

東京都調布市の小学5年生の女の子が2012年、給食を食べたあとに、食物アレルギーによるショック症状で亡くなりました。この女の子はチーズや牛乳などにアレルギーがあり、給食では、このような食材をのぞいてつくった特別食が出されていましたが、おかわりのときにまちがってチーズ入りの料理が配られ、それを食べたことが原因でした。

このように、アレルゲンを食べるなどしたあと、全身にわたって急激に起きるアレルギーのことを、「アナフィラキシー」といいます。血圧が急に下がったり、意識障害があらわれたりする重症例については、「アナフィラキシーショック」といいます。最悪の場合、命を失うこともあります。

じんましん、呼吸困難、意識障害

アナフィラキシーでは、次のようないろいろな症状が一度に出ます。

- じんましんやむくみ、赤いはれなどの皮膚症状
- 口内の違和感、くちびるのはれ
- 息苦しさ、ゼイゼイという喘鳴、せき、のどの詰まり
- めまいや動悸、胸痛、意識障害やけいれん
- 下痢、腹痛

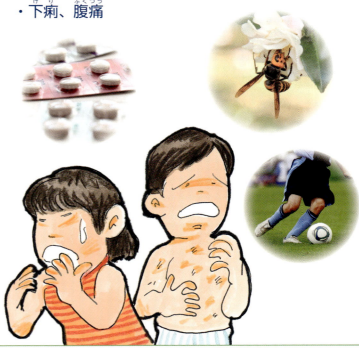

用語解説

血圧：血液が血管内を流れるとき、血管の壁をおしひろげようとする力。血圧が低いと、全身に血液が行きわたらなくなる。

めまい：体のバランスを保つ機能に問題が生じることで起きる。症状は、「ぐるぐるまわる」「ふわふわした感じ」「くらくらする」などさまざま。

日本におけるアナフィラキシーによる死亡者数

	2004年	2005年	2006年	2007年	2008年	2009年	2010年	2011年	2012年	2013年
総数	46	73	66	66	48	51	51	71	55	77
ハチ刺傷	18	26	20	19	15	13	20	16	22	24
食物	2	1	5	5	4	4	4	5	2	2
医薬品	19	31	34	29	19	26	21	32	22	37
血清	0	1	1	1	0	1	0	0	0	1
詳細不明	7	14	6	12	10	7	6	18	9	13

出典：厚生労働省 人口動態統計「死亡数、性・死因（死因基本分類）別」より作成

食物、ハチ刺され、抗菌薬などが原因

　原因となる物質としては、食物がもっとも多いです。食物アレルギーでは、原因物質を食べてから2時間以内と比較的早く症状があらわれることが多いですが、それ以降にあらわれることもあります。とくに、鶏卵、乳製品、小麦、そば、落花生は注意が必要です。薬、とくにある種類の抗菌薬や、アスピリンなどの解熱鎮痛薬も発症原因となります。

　アレルゲンを食べたあとに、サッカーなど比較的、体に負担が大きい運動をすると、アナフィラキシーが起きることがあります（食物依存性運動誘発アナフィラキシー⇒p6～7）。

　また、次のようなことがあると、アナフィラキシーの症状が重くなったり、症状を促進したりすることがあります。

・心臓病、ぜんそくなどの呼吸器の病気、うつ病などの精神疾患がある
・精神的ストレスや、旅行など日常的ではない活動をしている
・月経前の状態（女性の場合）

どれくらい起こる？

　では、アナフィラキシーを起こす人は、どのくらいいるのでしょうか。文部科学省の2013年の調査*では、アナフィラキシーを起こしたことがある小学生は0.6％、中学生は0.4％、高校生は0.3％いるそうです。小学生ですと、1000人に6人の割合です。

　残念ながら、アナフィラキシーショックで亡くなった人は2013年、77人いました。うち、薬が原因だった人が37人、ハチに刺された人が24人で、食物が原因だった人は2人でした。食物よりハチ刺され、薬の方が、急激に症状を悪化させることが知られています。

＊平成25年度文部科学省 学校生活における健康管理に関する調査

動悸：心臓の拍動が多くなり、胸がドキドキしていることが自覚できるほどの状態。緊張したときに感じるが、さまざまな病気が原因となって起きることもある。

抗菌薬：病気の原因となる細菌が増えるのをおさえたり、殺菌したりする薬。似た用語の「抗生物質」は、微生物が自然につくる物質だけを指し、化学的に合成された物質もふくめて「抗菌薬」と総称する。

2 アナフィラキシーへのそなえ

アナフィラキシーが起きたら、一刻も早く治療が必要となります。その切り札ともいえるのが、緊急時に自分で自分の体に打つ注射薬「エピペン®」です。

学校の先生も打てる「エピペン」

エピペンは、日本人研究者の高峰譲吉さんと、助手をつとめた上中啓三さんの2人が抽出に成功した「アドレナリン」が成分です（⇒第1巻）。すばやく血圧を上げてショック症状から回復させます。また、呼吸困難の原因になる気管支の狭まりを元に戻す作用もあります。

患者の太ももの外側に、自分または親らが注射を打ちます。この本の監修者である、国立病院機構相模原病院の海老澤元宏さんらの研究では、エピペンを打ったら、「回復」「軽快」を合わせた改善割合が80％以上にも達していたといいます。

意識を失ってしまったら患者本人が注射を打つことができません。エピペンは、緊急時には、親、学校の先生も打つことができます。食物アレルギーがある子どもは、学校の先生に伝えておきましょう。エピペンは注射で針が出るので、友だちに注射針が誤って刺さってしまうと危険です。エピペンを持参する際、学校の先生にわたしておくことがあります。

一方、食物アレルギーの患者自身がエピペンをいつももっていて、いざというときに自分で注射を打つこともあります。

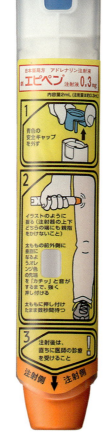

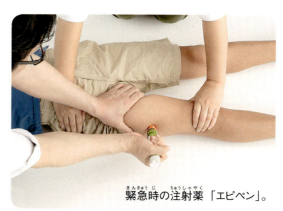

緊急時の注射薬「エピペン」。

用語解説

アドレナリン：腎臓上部の副腎でつくられるホルモンで、心拍数を上げ、瞳孔を開き、血糖値を上げるなどの作用がある。エピネフリンともよばれる。

ただし、エピペンは、医師の治療を受けるまでのあいだ、症状を一時的におさえることが目的です。症状が重い場合は、すぐに救急車をよび、医療機関を受診します。

確認をおこたらず、事故をふせぐ

18ページでふれた調布市の事故では、おかわりをくばるときの確認作業や、アナフィラキシーが起こったときの対応などがしっかりおこなわれていれば、女の子が亡くなることはなかったかもしれません。アレルギーに関する理解の不足がこのような事故を起こしてしまったのです。逆にいえば、本人やまわりの人がきちんと理解をし、対応を知っておけば、いざというときの助けになります。

学校では、必要な確認作業をおこたらず、もしものときにも適切な対応ができるよう、先生にも知識をつけ、ミスをふせぐ対策が重要とされています。必要以上にこわがらず、そなえることが大切です。

ワンポイント解説

あおむけに寝かせ、足を上に

症状を悪化させないために、周囲にいる人ができる応急対応がある。

まずは、本人をできるだけ動かさないことが大切。食べたものを吐きそうなときは、横をむかせて吐かせる。ただし、無理に吐かせる必要はない。

その後、立たせたり歩かせたりせず、あおむけに寝させる。血圧が低下しているときは足を15〜30cmほど高くする姿勢をとらせると、下半身にとどこおった血液が心臓に戻り状況の悪化をふせげる。

意識障害がある場合は、窒息をふせぐため、あおむけに寝かせたまま下あごをもちあげる。すると、空気の通り道である気道が確保され、呼吸がしやすくなる。

アナフィラキシー状態におちいっている人がいたらすぐに救急車をよび、エピペンを打つことを忘れてはいけない。

的確にすばやく救急対応できるかどうかが、命のわかれ目となる可能性がある。

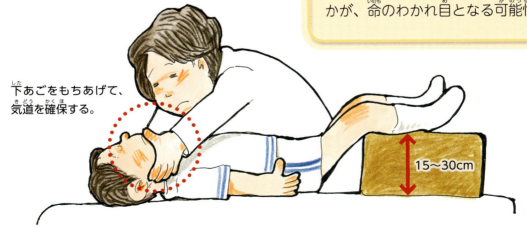

下あごをもちあげて、気道を確保する。

15〜30cm

パート4　学校では？

1 楽しいはずの給食で……

楽しいはずの給食ですが、食物アレルギーをもつ人にとっては、気をつけなければいけない時間でもあります。それには、まわりの人にアレルギーについてしっかり理解してもらうこともかかせません。

ひとりぼっちの食事、工夫のない食事

食物アレルギーなどアレルギーの病気になやむ患者や家族に正しい情報を届けているNPO法人「アレルギーを考える母の会」（横浜市）という団体があります。その代表、園部まり子さんのもとには、「給食」にまつわる、悲しい相談が多く寄せられます。

ある幼稚園の出来事です。そこでは、園児が数人ごとに机を寄せあって楽しく給食を食べます。でも、牛乳、小麦、卵にアレルギーのある子どもは一人だけ、クラスのすみっこに追いやられ、なぜか、ゴザの上で、アレルゲンをとりのぞいた給食を食べていたそうです。

たまたま、その場を見た人が園部さんに連絡してきたそうです。担任の先生は、食物アレルギーのことをよく知らないので、過剰に恐れてしまったのでしょう。

ある小学校では、給食のおかずに「ニラ玉」が出されたのですが、卵アレルギーの子どもにはニラだけが食べきれないほど山盛りに出てきました。「給食を残しちゃいけない」と無理やり食べて、泣いて帰宅したそうです。なんと、工夫がない食事でしょう。

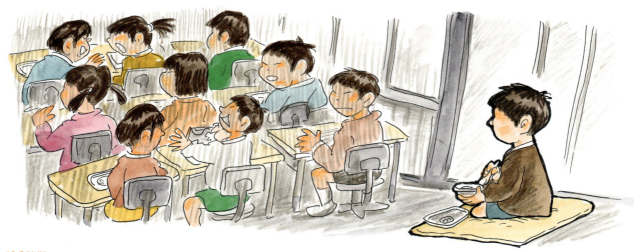

用語解説

栄養バランス：健康な体をつくるために必要な栄養素がきちんととれていること。主食（ご飯やパン、麺）、副菜（野菜やきのこなど）、主菜（肉や魚など）、牛乳・乳製品、果物を過不足なく食べることが大切。

保育士：乳児から小学校就学までの幼児（0～6歳の子ども）を保育するために必要な保育士資格をもつ人。昔は「保母さん」とよばれていたが、男性で資格をとる人も増え、名称がかわった。

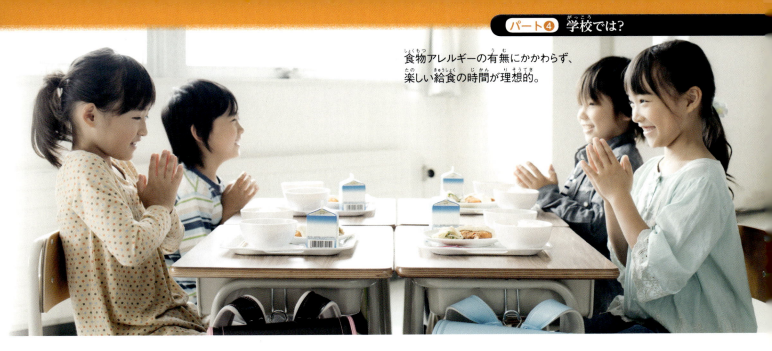

食物アレルギーの有無にかかわらず、楽しい給食の時間が理想的。

パート④ 学校では?

給食の誤配・誤食が約3割

　幼稚園や保育所、小学校の多くは、普通の給食だけでなく、原因食物をのぞいた給食も出しています。そのかわりに、**栄養バランス**を考えて別の食材を入れ、おいしさも損なわれないようにするなど、工夫をこらします。

　ただし、調理も配膳も人間がおこなうことですから、まちがうことがあります。全国の保育所を対象に調べた2016年の調査によると、アレルゲンが入った食事をまちがって配膳したり、**保育士**が目をはなしたすきにほかの子どもの食事を食べてしまったりする事故が約3割の施設で起きていることがわかりました。

　それだけではありません。学校側の食物アレルギーへの理解が不十分のため、子どもがつらい目にあっているのです。園部さんに相談があった出来事は、まさに、それです。

「のけ者」をなくし、楽しい給食の時間に

　園部さんの息子さんも、アレルギーっ子です。生後まもなくから、天然ゴムに対するアレルギー、落花生や果物などの食物アレルギー、アトピー性皮膚炎、ぜんそくになやまされてきました。

　小学校低学年のとき、担任から「わたしが好き嫌いを直します」と無理やりアレルゲンが入った食事を食べさせられて、アナフィラキシーを起こしたことがあります。学校の先生は当時(約20年前)、食物アレルギーについて学ぶ機会はありませんでした。幸い、その後、信頼できる医師や先生に出会い、今は、アレルギー症状がほとんどなくなりました。

　「子どもにとって、給食は一番楽しい時間のはずです。食物アレルギーの子どもをのけ者にしない方法を、学校も医師も考えてほしいです」。

　園部さんは、そう願っています。

2 給食でおこなわれる工夫

原因となる食材をとりのぞいた給食が、どのように出されているかについては、地域・学校によってことなります。給食の現場では、食物アレルギーの子どもがひとりぼっちにならないような工夫をしています。

単に除去、代替食材をつかう、弁当持参

食物アレルギーをもつ子どもへの給食での対応のしかたには、次のようなものがあります。それぞれに課題もあります。自分の学校ではどの方法がとられているか、どの方法がよいか、考えてみましょう。

	おもな対応	課題
1	一般に出される給食から原因食物をとりのぞく。	栄養面でのかたよりが出る危険性がある。
2	単に原因食物をとりのぞくだけでなく、かわりのものをおぎなう。	洋菓子では卵をつかわず、ゼラチンやでんぷんなどで代用するなど。とてもよいとりくみだが、調理師にそれなりの知識と技術が必要。
3	学校給食は食べず、保護者に弁当をつくってきてもらう。	保護者の負担が大きくなる。それだけでなく、自分だけ弁当なので、「一人だけ特別扱い。いいな」などといわれるかも。

給食のつくり方に自校式とセンター式

給食をつくって配るしくみにはおもに、「自校式」と「センター式」のふたつの方法があります。それぞれの利点がありますが、どちらの場合でも、食物アレルギーをもつ子どもへの対応はおこなわれています。

	給食のつくり方	利点
自校式	学校ごとにある給食室で給食をつくる。	調理師と児童の関係が近く、小回りがきくので、個別対応しやすい。
センター式	給食センターでつくった給食を複数の学校に届ける。	食物アレルギーに対応した調理場所を確保しやすい。多くの給食を一度につくることができ、集中管理による合理化がはかれる。

用語解説

調理師：調理に関する栄養や衛生などの必要な知識と技能をもち、調理の業務に従事することができる者として、都道府県知事から免許を受けた人。

脱脂粉乳：牛乳から脂肪分と水分をとりのぞき、粉状にしたもの。スキムミルクともいう。菓子や料理などにつかわれる。アレルギーを引き起こすタンパク質は残っているので注意が必要だ。

パート④ 学校では?

ひとりぼっちの給食にしない工夫

　大阪府大阪狭山市では、小学校7校、中学校3校の1日あたり計5400食を学校給食センターでつくり、学校に届けています。給食センターには、卵、乳製品（牛乳、チーズ、ヨーグルト、バター、脱脂粉乳）、いか、えび、かにの5種類9品目のアレルゲンをのぞいた給食をつくる調理室があります。

　この調理室ではたらく人は、通常の給食をつくる場所には立ちいらないようにします。アレルゲンの粉を調理室にもちこんでしまう危険性があるためです。

　給食の中身や配膳方法にも工夫があります。たとえば、「かき玉汁」が給食の日には、卵アレルギーの子どもに、卵をとりのぞいた料理を出します。デザートのプリンには卵が入っているので、かわりにゼリーを出します。アレルゲンをのぞいた給食は専用容器に入れ、フタと容器の横には、子どもの名前と除去するものの絵がかかれたシールを貼り、まちがえないようにします。

　そもそも、すべての給食に、できる限りアレルゲンをつかわないように心がけています。たとえばカレーライスのとろみを出すために、一般的には小麦粉がつかわれますが、米粉をつかっています。シチューには牛乳でなく、豆乳をつかいます。揚げもののつなぎには卵をつかいません。そのようにしても、おいしさはかわらないそうです。

　「アレルギーの子も、友だちと同じ給食を食べてほしい」。そんな担当者の熱い気持ちが、楽しい給食の時間を実現しています。

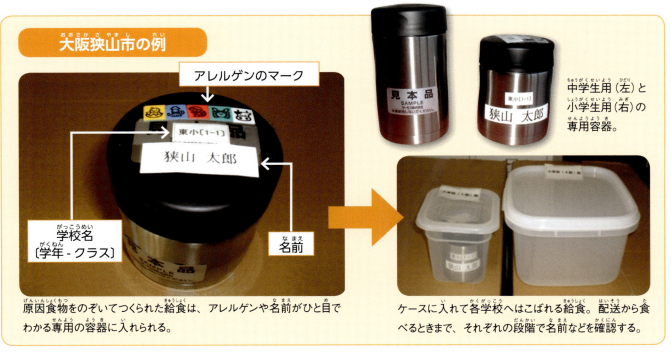

大阪狭山市の例

アレルゲンのマーク
学校名〔学年‐クラス〕
名前

原因食物をのぞいてつくられた給食は、アレルゲンや名前がひと目でわかる専用の容器に入れられる。

中学生用（左）と小学生用（右）の専用容器。

ケースに入れて各学校へはこばれる給食。配送から食べるときまで、それぞれの段階で名前などを確認する。

写真：大阪狭山市提供

米粉：「こめこ」ともよぶ。米を粉にしたもので、昔から、せんべいや和菓子などにつかわれてきた。製法の進歩で、パンや麺類にも使用されるようになり、アレルギーを起こす小麦のかわりに広くつかわれるようになった。

3 給食以外でも注意が必要

学校関連で注意が必要なのは、給食だけではありません。
牛乳アレルギーでは、ほんの数滴の牛乳で症状があらわれる人もいますので、さまざまな場面で慎重な対応がもとめられます。

調理実習、給食係は要注意

家庭科の授業の一環として、「調理実習」がおこなわれることがあります。食物アレルギーをもつ子どもがうっかり、原因物質をさわってしまうこともあります。どのような食材を料理するのか、事前に打ち合わせて対応することが必要です。

給食のとき、食物アレルギーをもつ人の食事は原因食物が除去されていても、ほかの人の食事にはアレルゲンが入っている可能性があります。クラスのみんなに配膳する「給食係」「給食当番」では、アレルギーをもつ人が原因物質にふれずにすむように、協力しましょう。

牛乳パックの回収・工作も危険

資源のリサイクルの大切さを学ぶために、給食で出た牛乳の紙パックを洗ってかわかす作業をおこなうことがあります。また、牛乳パックで工作をする授業もあります。牛乳アレルギーの子どもにとっては、パックがかわいていても成分がくっついていると危険です。

課外授業でも注意が必要な場面があります。「そばうち体験」では、そば粉を吸いこんで症状が出ることがあります。修学旅行やクラブ活動などで宿泊する行事のときは、うっかり、アレルゲンの入った食事を口にしてしまう危険性があります。子ども自身や、付き添いの先生が、気をつける必要があります。

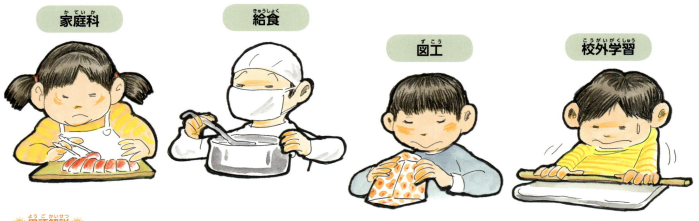

家庭科　給食　図工　校外学習

用語解説

そば粉：植物のそばの種子をひいて粉にしたもの。そば粉を水でこねて薄く延ばし、細く切った食品を「そば」という。そばアレルギーを引き起こすことがある。

これまでの悲しい事故

東京都調布市の女の子が2012年、給食を食べたあとに亡くなった事故は大きな波紋を広げました。これまでにも、学校での事故はあいついでいます。

札幌市でもそばが原因の死亡事故

1988年、ぜんそくと、そばに対するアレルギーがある札幌市の小学6年生の男の子が、給食のそばを食べ、「口のまわりにじんましんが出た」と申し出ました。担任教諭は、男の子の母親に連絡し、一人で帰してしまいました。その途中でぜんそく発作を起こし、吐いた物がのどを詰まらせて、亡くなりました。

2010年には、兵庫県姫路市の小学生の男の子が、脱脂粉乳が入ったすいとんを食べたあと、目のまわりの赤み、頭痛、嘔吐などの症状があらわれました。脱脂粉乳は牛乳から脂肪分をのぞいていますが、アレルギーの元になるタンパク質はそのまま入っています。

学校は、症状をおさえるエピペンを保管していましたが、「注射する取り決めを保護者とかわしていない」などとしてつかわず、119番。連絡を受けてかけつけた母親が学校を出発前の救急車に乗りこみ、エピペンを注射し、回復しました。「もしも、お母さんが注射しなかったら」と考えると、怖くなります。

献立表示ミス、スキムミルクの盲点

調布市の事故以降も事故はあとを絶ちません。2013年、卵アレルギーがある東京都内の男の子が、給食で卵成分をふくむ型抜きチーズを食べたことでアナフィラキシーの症状が出ました。幸い、その後、症状は回復しました。献立のアレルギー表示で、型抜きチーズに卵成分が入っていることを示す表示がなかったことが原因といいます。

2014年、牛乳アレルギーがある秋田県内の児童3人が給食のキーマカレーを食べて、アレルギー症状があらわれました。調理するときに、脱脂粉乳をつかったことが原因です。

これらの事故は、学校の教職員や給食関係者が給食の内容や表示方法などを確認していればふせぐことができました。学校現場はアナフィラキシーへの対応をしっかり学んでおくことが重要です。

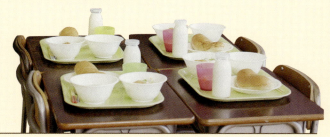

用語解説

すいとん：小麦粉に水を加えてこねて、ちぎったり、丸めたりしたかたまりを、肉や野菜とともにみそ汁などに入れて煮た食品。姫路市の事故では脱脂粉乳が原因となったが、小麦アレルギーを引き起こすこともある。

4 なやむ学校現場と、あらたな動き

「食」がかかわる学校行事は、給食以外にも調理実習、遠足、修学旅行などたくさんあります。食物アレルギーがある子どもについて、家族と学校・幼稚園・保育所で情報を共有する必要があります。

「生活管理指導表」で問題点浮き彫りに

情報共有のために重要なのが「生活管理指導表」です。学校側が保護者にわたし、主治医に書いてもらい、提出します。内容は、アレルゲンはなにか、食物アレルギーの種類はなにか、などを記入し、1年に1回見なおします。

しかし、その内容に首をかしげるものがありました。アレルゲンの種類とともに、そのように判断した根拠についても医師が書くのですが、「IgE抗体等検査結果陽性」のみとしたものが、意外と多くあったのです。

これまで説明した通り、「なにが食べられないか」は、「明らかな症状の既往」があった場合をのぞき、「食物経口負荷試験」をおこなわないとわかりません。指導表をきっかけに、食物経口負荷試験を受けてみたら、多くのケースで、アレルギーがあると思われていた食物を実際は食べることができることがわかったといいます。保護者にとっては、うれしい反面、これまでの苦労はなんだったのか、となげきたくもなります。

学校としては、対応が必要のないケースにも対応させられ、仕事が増え、手厚い対応をすべき子どもへの対応がおろそかになるおそれがあります。逆に、食物アレルギーの子がもれていた可能性もあります。

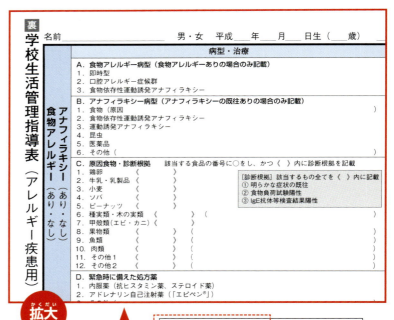

生活管理指導表。右は、小学校・中学校むけの「学校生活管理指導表」。

公益財団法人日本学校保健会ホームページより

用語解説
生活管理指導表：学校・保育所での生活上の留意点などをまとめた指導表。医師に、どんなアレルギーの病気をもっているか、重症度は、どんな治療をおこなっているか、などについても記入してもらい、学校に提出する。

専門医が少なく、学校も対応に苦心

　これは、保護者や学校の問題ではなく、食物アレルギーの知識がある専門医が少ないことが問題なのです。

　文部科学省が2013年に全国の小・中・高校にアンケート調査したところ、食物アレルギー対応の困難な理由として、「あいまいな医師の診断」33.3％、「あいまいな医師の指示」27.8％があげられていました（複数回答可）。このような状況では、学校も、正しい対応ができません。食物アレルギーにくわしい医師が増えることが望まれます。

近くにいるみんなで見守る動き

　食物アレルギーはこれまで、家族、給食にかかわる管理栄養士と調理師の問題と受けとめられることがありました。しかし、東京都調布市で女の子の命が失われて以降、「みんなで食物アレルギーの子を守ろう」という動きが出てきました。

　地域ごとに、学校・幼稚園・保育所の先生・職員、医師、救命救急の関係者らが集まり、食物アレルギーや、アナフィラキシーの症状をおさえる自己注射薬「エピペン」のつかい方などを学ぶ研修会が開かれています。

　食物アレルギーの子どもが持参してきたエピペンを職員室に保管しておく学校が増えました。担任の先生だけでなく、同僚の先生も情報を共有し、いざというときに、みんなで対応しようというのです。

　食物アレルギーの子どもの母親をクラスに招き、どんな病気で、どんな点に注意しなくてはいけないか、同級生に説明してもらった学校もあるそうです。その後、同級生がアレルゲンの入った食物を食べようとしていた友だちに気づき、「あれ、それを食べちゃ、いけないんじゃないの」と注意して、大事にならずにすんだケースもあるといいます。

　食物アレルギーがあることを友だちに知られると、いじめや差別にあうのではないか、と心配する保護者もいます。でも、近くにいる人たちが理解して見守ってくれていると、食物アレルギーをもつ子もとても安心です。クラスには、いろんな子どもがおり、それぞれのちがいを理解しあう。その大切さを学ぶよい機会になってほしいと思います。

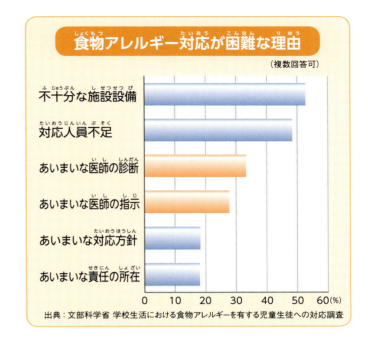

食物アレルギー対応が困難な理由
（複数回答可）

- 不十分な施設設備
- 対応人員不足
- あいまいな医師の診断
- あいまいな医師の指示
- あいまいな対応方針
- あいまいな責任の所在

出典：文部科学省 学校生活における食物アレルギーを有する児童生徒への対応調査

既往：過去、また、すんでしまったことがらのこと。「既往歴（既往症）」とは、過去にかかったことがある病気のことをさす。

さくいん

あ行
- IgE 抗体 ……………………………… 6, 15, 16
- IgE 抗体試験 ………………………………… 10
- アトピー性皮膚炎 …………………………… 6, 23
- アドレナリン ……………………………… 15, 20
- アナフィラキシー …… 11, 18, 19, 20, 21, 23, 27, 29
- アナフィラキシーショック ……………… 18, 19
- アレルギーを考える母の会 ………………… 22
- アレルゲン …… 7, 8, 9, 10, 11, 13, 16, 17, 18, 19, 22, 23, 25, 26, 28
- アレルゲン免疫療法 ………………………… 17
- いか …………………………………………… 25
- 意識障害 ………………………………… 18, 21
- 石坂公成 ……………………………………… 15
- 上中啓三 ………………………………… 15, 20
- 栄養バランス ………………………………… 23
- えび ……………………………………… 7, 8, 25
- エピペン ………………………… 20, 21, 27, 29
- 嘔吐 …………………………………… 4, 6, 27
- 大阪狭山市 …………………………………… 25

か行
- 加工食品 ……………………………………… 8
- かに ……………………………………… 7, 8, 25
- 加熱 ……………………………………… 12, 13
- 花粉 …………………………………………… 7
- 花粉症 ………………………………………… 7
- カルシウム ……………………………… 12, 13
- 管理栄養士 …………………………… 12, 13, 29
- 既往 ………………………………………… 28
- QRコード …………………………………… 9
- 給食 …………… 18, 22, 23, 24, 25, 26, 27, 28
- 牛乳 ……… 4, 6, 7, 11, 12, 13, 18, 22, 25, 26, 27
- 牛乳アレルギー ………………………… 26, 27

- 薬 ………………………………… 13, 18, 19
- 果物 …………………………………… 7, 23
- 経口免疫療法 …………………………… 16, 17
- 鶏卵 ………………………… 6, 7, 12, 13, 19
- 血圧 ……………………………… 18, 20, 21
- 血液検査 ………………………………… 10
- 血便 …………………………………… 4, 6
- 下痢 ………………………………… 4, 6, 18
- 甲殻類 …………………………………… 7
- 抗菌薬 …………………………………… 19
- 口腔アレルギー症候群 …………………… 7
- 厚生労働省 …………………………… 5, 12
- 抗ヒスタミン薬 ………………………… 11
- 呼吸器症状 …………………………… 4, 11
- 粉ミルク ………………………………… 6
- 小麦 ……………………… 4, 6, 7, 8, 19, 22
- 小麦アレルギー ………………………… 12

さ行
- 坂口志文 ………………………………… 15
- 自校式 …………………………………… 24
- 湿疹 ……………………………………… 6
- 消化器症状 …………………………… 4, 6
- 除去 ……………………………………… 12
- 食物アレルギーの関与する乳児アトピー性皮膚炎 …………………………………… 6
- 食物依存性運動誘発アナフィラキシー …… 7, 19
- 食物経口負荷試験 …………… 10, 11, 12, 28
- 食物日記 ………………………………… 10
- 新生児 …………………………………… 6
- 新生児・乳児消化管アレルギー ………… 6
- じんましん …………………… 4, 7, 10, 18
- すいとん ………………………………… 27
- スギ花粉症 ……………………………… 17
- ステロイド薬 …………………………… 11
- 生活管理指導表 ………………………… 28
- 制御性T細胞 ……………………… 15, 16
- ぜんそく …………………………… 19, 23, 27

	センター式 …… 24	な行	2型ヘルパーT細胞 …… 15, 16
	喘鳴 …… 4, 7, 18		日本マクドナルド …… 9
	即時型 …… 6		乳 …… 8
	そば …… 8, 19, 27		乳児 …… 6, 7
	そば粉 …… 4, 26		乳製品 …… 19, 25
た行	大豆 …… 6		粘膜 …… 5
	高峰譲吉 …… 15, 20		粘膜症状 …… 4
	脱脂粉乳 …… 25, 27	は行	ハチ …… 18, 19
	ダニアレルギー …… 17		発酵 …… 12, 13
	卵 …… 4, 8, 11, 12, 13, 22, 24, 25		皮膚症状 …… 4, 11, 18
	卵アレルギー …… 22, 25, 27		皮膚テスト …… 10
	タンパク質 …… 27		米粉 …… 25
	調理師 …… 24, 29		保育士 …… 23
	調理実習 …… 26, 28	ま行	めまい …… 18
	添加物 …… 8		免疫 …… 4, 5, 14, 16
	動悸 …… 18		免疫療法 …… 17
	豆乳 …… 12, 25		文部科学省 …… 19
	特殊型 …… 6	や行	容器包装 …… 8
	特定原材料 …… 8, 9		幼児 …… 7
		ら行	落花生 …… 6, 7, 8, 19, 23

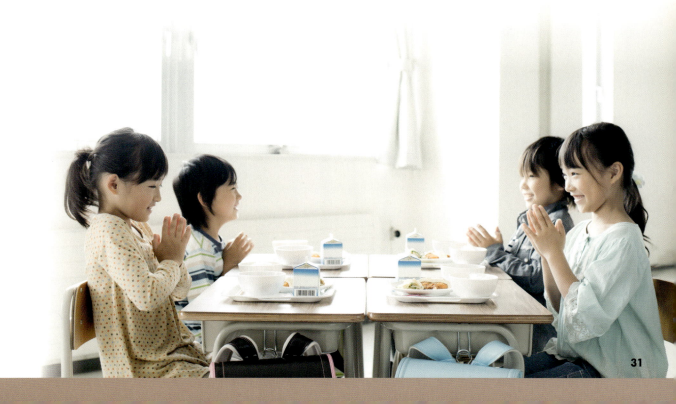

■監修

海老澤　元宏（えびさわ　もとひろ）
国立病院機構相模原病院臨床研究センターアレルギー性疾患研究部部長。医学博士。1985年東京慈恵会医科大学医学部卒業。アメリカのジョンズ・ホプキンス大学内科臨床免疫学教室、国立小児病院アレルギー科、国立相模原病院小児科医長などを経て現職。監修に『食物アレルギーのすべてがわかる本』（講談社、2014年）ほか。

■著

坂上　博（さかがみ　ひろし）
読売新聞東京本社調査研究本部主任研究員。1964年新潟県生まれ、東京工業大学工学部卒業。1987年に読売新聞社入社、1998年より医療情報部（現在の医療部）記者として医療全般の取材をおこなう。医療部次長を経て2016年より現職。著書に『再生医療の光と闇』（講談社、2013年）ほか。

■絵

ウノ・カマキリ
1946年愛知県生まれ。アニメーターを経て、イラストレーターとして独立。以後さまざまな媒体で、風刺漫画、ユーモア漫画を中心にひとコマ漫画家として活動。1991年および2011年に日本漫画家協会賞・大賞受賞。2016年現在、日本漫画家協会常務理事、「私の八月十五日の会」評議員。

この本の情報は、2016年11月現在のものです。

企画編集	こどもくらぶ（齊藤　由佳子）
装丁・デザイン	高橋　博美、尾崎　朗子
DTP	株式会社エヌ・アンド・エス企画

■写真提供（敬称略）

（表紙）
© Fast&Slow / PIXTA
© makieni / © photocrew / © M.studio - fotolia.com
(p1) Fast&Slow / PIXTA
(p4) © kazoka303030 - fotolia.com
(p6) © BillionPhotos.com / © kai / © photocrew / © lalalululala / © makieni - fotolia.com
(p7) © akepong / © photocrew / © kai - fotolia.com
(p9) © kikuo / PIXTA
(p14) © akepong / © photocrew - fotolia.com
(p15) © paylessimages - fotolia.com
(p16) © kai - fotolia.com
(p18) © M.studio / © cassis / © mzn / © makieni - fotolia.com
(p20) ファイザー株式会社
(p23) © ありがとう！ / PIXTA
(p27) © Fast&Slow / PIXTA

■おもな参考資料

『食物アレルギーのすべてがわかる本』監修／海老澤元宏　講談社　2014年
『食物アレルギーの診療の手引き2014』研究代表者／海老澤元宏
「平成27年度乳幼児栄養調査」厚生労働省
「平成26年度児童生徒の健康状態サーベイランス事業報告書」公益財団法人　日本学校保健会
「学校給食における食物アレルギーを有する児童生徒への対応調査」文部科学省
「アレルギー物質を含む食品に関する表示Q＆A」消費者庁

きちんと知ろう！アレルギー
②食物アレルギーとアナフィラキシー

2017年1月20日　初版第1刷発行　〈検印省略〉
2020年1月30日　初版第2刷発行
定価はカバーに表示しています

監修者　海老澤　元宏
著　者　坂上　博
発行者　杉田　啓三
印刷者　金子　眞吾

発行所　株式会社　ミネルヴァ書房
607-8494 京都市山科区日ノ岡堤谷町1
電話 075-581-5191／振替 01020-0-8076

©読売新聞社, 2017　　印刷・製本　凸版印刷株式会社

ISBN978-4-623-07885-1
NDC498/32P/27cm
Printed in Japan

きちんと知ろう！アレルギー

海老澤 元宏 監修
国立病院機構相模原病院 臨床研究センター
アレルギー性疾患研究部 部長

坂上 博 著
読売新聞東京本社 調査研究本部 主任研究員

27cm　32ページ　NDC498
オールカラー　小学校高学年～中学生向き

❶ アレルギーってなに？
❷ 食物アレルギーとアナフィラキシー
❸ ぜんそく・アトピー・花粉症

あわせて読んでみよう！

なぜこう見える？どうしてそう見える？ 錯視のひみつにせまる本

新井仁之 監修・著　こどもくらぶ 編

- ❶ 錯視の歴史
- ❷ 錯視の技
- ❸ 錯視と科学

脳のひみつにせまる本

川島隆太 監修　こどもくらぶ 編

- ❶ 脳研究の歴史
- ❷ 目で見る脳のはたらき
- ❸ 脳科学の最前線